Sommaire

CHAPITRE 1 : INTRODUCTION A LA PERTE DE POIDS

CHAPITRE 2 : NUTRITION ÉQUILIBRÉE

CHAPITRE 3 : LE SPORT POUR LA PERTE DE POIDS

CHAPITRE 4 : CONSEILS POUR MAINTENIR LA MOTIVATION

CHAPITRE 5 : RAPPEL DES POINTS CLÉS,RECOMMANDATIONS ET ENCOURAGEMENTS

Chapitre 1

1.1 Comprendre les bases de la perte de poids :

Le concept de balance énergétique est **une notion clé en matière de poids corporel et de gestion du poids**. Il se réfère à l'équilibre entre les calories consommées par le biais de l'alimentation et les calories dépensées par le corps pour ses activités quotidiennes et ses fonctions métaboliques.

Pour perdre du poids, **il est généralement nécessaire de créer un déséquilibre dans cette balance, en consommant moins de calories que celles que le corps dépense.** Cela crée un déficit calorique, obligeant le corps à puiser dans **ses réserves de graisse pour obtenir l'énergie nécessaire à ses fonctions quotidiennes.**À l'inverse, pour prendre du poids, **il faut consommer plus de calories que celles que le corps dépense, créant ainsi un excédent calorique qui est stocké sous forme de graisse.**La balance énergétique est influencée par de nombreux facteurs, notamment **l'alimentation, l'activité physique, le métabolisme de base (la quantité d'énergie que le corps dépense au repos) et d'autres facteurs comme le stress et le sommeil.**En comprenant et en équilibrant cette balance énergétique, on peut mieux **contrôler son poids corporel et travailler vers des objectifs de perte de poids ou de maintien d'un poids santé.**

1.Les régimes miracles : Il n'existe pas de régime miracle qui permettrait de perdre du poids rapidement et de manière durable sans effort. Les régimes extrêmes ou restrictifs peuvent entraîner une perte de poids initiale, mais ils sont souvent difficiles à maintenir à long terme et peuvent causer des dommages à la santé.

2.Les pilules magiques : Les pilules, suppléments ou produits soi-disant « miraculeux » qui prétendent brûler les graisses ou supprimer l'appétit ne sont généralement pas efficaces et peuvent même être dangereux pour la santé. La perte de poids durable nécessite un changement de mode de vie incluant une alimentation équilibrée et de l'exercice régulier, pas une pilule magique.

3.La perte de poids rapide : beaucoup de gens sont attirés par l'idée de perdre du poids rapidement, mais la réalité est que les changements drastiques peuvent être difficiles à maintenir et peuvent entraîner une reprise de poids. Une perte de poids saine et durable se fait généralement à un rythme modérée 0,5 à 1kg par semaine.

4.Les aliments brûle-graisses : Certains aliments sont parfois présentés comme ayant des propriétés magiques pour brûler les graisses, mais en réalité, aucun aliment ne peut à lui seul entraîner une perte de poids significative. La clé est de maintenir une alimentation équilibrée et de contrôler les portions. En clarifiant ces mythes, vous pouvez adopter une approche réaliste et durable de la perte de poids, basée sur des habitudes alimentaires saines et une activité physique régulière.

1.2 Fixer des objectifs réalistes et durables :

Pour définir des objectifs atteignables et adaptés à votre mode de vie, voici quelques conseils :

1.**Évaluer votre mode de vie actuel** : Prenez le temps de réfléchir à votre routine quotidienne, vos obligations familiales et professionnelles, vos habitudes alimentaires et votre niveau d'activité physique. Identifiez les aspects de votre vie qui pourraient faciliter ou entraver la réalisation de vos objectifs de perte de poids.

2.**Définir des objectifs réalistes** : tenez compte de vos capacités, de vos ressources et de vos contraintes personnelles. Fixez-vous des objectifs qui sont réalistes et réalisables dans le contexte de votre vie actuelle. Évitez de vous fixer des attentes irréalistes qui pourraient entraîner la frustration et du découragement.

3.**Adapter vos objectifs à votre rythme de vie** : Si vous avez un emploi du temps chargé ou des obligations familiales importantes, adaptez vos objectifs en conséquence. Choisissez des activités physiques et des repas qui peuvent être intégrés facilement à votre routine quotidienne, sans créer de stress supplémentaire.

4.**Prioriser vos objectifs** : Identifiez les objectifs les plus importants pour vous et concentrez-vous sur ceux-ci en priorité. Évitez de vous disperser en essayant de poursuivre trop d'objectifs à la fois. En vous concentrant sur un ou deux objectifs à la fois, vous augmentez vos chances de réussite.

5.**Être flexible et ajuster au besoin** : Soyez prêt à ajuster vos objectifs en fonction des changements dans votre vie ou de nouvelles informations. La flexibilité est essentielle pour s'adapter aux défis imprévus et rester sur la bonne voie vers la réalisation de vos objectifs de perte de poids.

En suivant ces conseils, vous pouvez créer des objectifs de perte de poids qui sont réalistes, adaptés à votre mode de vie.

La méthode **SMART** est un outil efficace pour définir des objectifs **spécifiques, mesurables, atteignables, pertinents et temporels**. Voici comment l'utiliser :

Spécifique (S) : Définissez clairement votre objectif. Soyez précis sur ce que vous voulez accomplir. Par exemple, au lieu de dire « Je veux perdre du poids », dites « Je veux perdre 5 kilogrammes ».

Mesurable (M) : Assurez-vous que votre objectif est mesurable. Cela signifie qu'il doit être possible de quantifier vos progrès. Par exemple, utilisez des chiffres ou des indicateurs concrets. Dans notre exemple, perdre 5 kilogrammes est mesurable.

Atteignable (A) : Votre objectif doit être réaliste et réalisable. Assurez-vous qu'il est possible de l'atteindre dans un délai raisonnable, en tenant compte de vos capacités, ressources et contraintes. Par exemple, perdre 5 kilo en trois mois pourrait être un objectif atteignable

Pertinent (R) : Votre objectif doit être pertinent et significatif pour vous. Assurez-vous qu'il correspond à vos besoins, valeurs et objectifs personnels. Par exemple, si la perte de poids contribue à améliorer votre santé, cela pourrait être pertinent pour vous.

Temporel (T) : fixez une échéance ou un délai pour atteindre votre objectif. Cela vous aide à rester motivé et concentré. Par exemple, fixez une date précise pour atteindre votre objectif de perte de poids, comme « perdre 5 kilogrammes d'ici trois mois »

En utilisant **la méthode SMART**, vous pouvez formuler des **objectifs clairs, réalisables et motivants**, ce qui augmente vos chances de succès dans leur réalisation.

Encourager le processus de changement **progressif plutôt que des transformations rapides et non durables** peut aider à promouvoir des résultats durables en matière de perte de poids. Voici quelques façons d'encourager ce processus :

1.Fixer des objectifs réalistes et réalisables : fixez vous des objectifs de perte de poids qui sont progressifs et adaptés à leur situation individuelle. Cela peut inclure des objectifs de perte de poids modérée à court terme et des objectifs à plus long terme pour maintenir les résultats.

2.Promouvoir des changements d'habitudes durables : Mettez l'accent sur l'adoption de comportements sains et durables plutôt que sur des mesures drastiques à court terme. Intégrer progressivement de nouvelles habitudes alimentaires et d'activité physique dans leur vie quotidienne.

3.Éduquer sur la gestion du poids à long terme : Les principes d'une alimentation saine et équilibrée, ainsi que l'importance de l'activité physique régulière pour maintenir un bonne santé à long terme. Mettez l'accent sur la construction d'un mode de vie sain plutôt que sur des régimes temporaires.

4.Favoriser le soutien social et l'engagement communautaire : Encouragez vous à vous entourer de soutien social positif, que ce soit en rejoignant des groupes de soutien en ligne, en trouvant un partenaire d'entraînement ou en impliquant la famille et les amis dans leurs objectifs de perte de poids. Le soutien social peut aider à maintenir la motivation et à renforcer l'engagement envers le processus de changement progressif.

5.Célébrer les progrès et les réussites : Soulignez l'importance de reconnaître et de célébrer les petits succès tout au long du parcours de perte de poids. Cela peut inclure la célébration des efforts mis en œuvre, des habitudes saines adoptées et des progrès réalisés, même s'ils sont modestes. Cela peut aider à maintenir la motivation et à renforcer la confiance en soi pour continuer à progresser.

En encourageant le processus de changement progressif, **adopter des habitudes durables et à atteindre des résultats significatifs** en matière de perte de poids, tout en améliorant votre bien-être général à long terme.

1.3 Identifier les obstacles et trouver des solutions solutions :

Reconnaître **les défis potentiels** rencontrés lors d'un programme de perte de poids est essentiel pour pouvoir les anticiper et les surmonter avec succès. Voici quelques-uns de ces défis courants :

1.**Fringales et envies alimentaires** : Les fringales et les envies peuvent survenir pendant un programme de perte de poids, surtout lorsque l'on réduit les calories ou que l'on modifie ses habitudes alimentaires. Il est important d'apprendre à reconnaître la différence entre la faim physique et les envies émotionnelles, et d'avoir des stratégies en place pour y faire face.

2.**Manque de temps pour cuisiner et planifier les repas** : Un emploi du temps chargé peut rendre difficile la préparation de repas sains et équilibrés. Le manque de planification peut conduire à des choix alimentaires moins sains ou à des repas pris à l'extérieur. Trouver des solutions pratiques, comme la préparation des repas à l'avance ou la recherche de recettes rapides et faciles, peut aider à surmonter ce défi.

3.**Plateaux de perte de poids** : Il est courant de rencontrer des périodes où la perte de poids semble stagner, malgré les efforts déployés. Cela peut être décourageant, mais il est important de rester concentré sur les progrès réalisés jusqu'à présent et d'être patient. Explorer de nouvelles stratégies, comme l'ajustement des portions ou des types d'exercices, peut aider à relancer la perte de poids.

4.**Stress et émotions** : Le stress, les émotions et les situations de la vie quotidienne peuvent avoir un impact sur les habitudes alimentaires et l'engagement dans un programme de perte de poids. Apprendre des techniques de gestion du stress, comme la méditation, la respiration profonde ou la pratique d'activités relaxantes, peut aider à réduire les effets négatifs sur la motivation et le bien-être général.

5.**Plaisir dans l'exercice physique** : Trouver des activités physiques agréables et stimulantes peut être un défi pour certains. Il est important d'explorer différentes options d'exercices et de trouver ce qui convient le mieux à vos préférences et à votre style de vie. L'engagement dans des activités sociales, comme des cours de groupe ou des séances d'entraînement avec un partenaire, peut également rendre l'exercice plus motivant et amusant.

En reconnaissant ces défis potentiels et en **élaborant des stratégies pour les surmonter**, on peut augmenter les chances de succès.

Voici quelques stratégies pour surmonter les défis potentiels rencontrés lors d'un programme de perte de poids :

1.Fringales et envies alimentaires

Prévoyez des collations saines et rassasiantes pour éviter les fringales.

Buvez de l'eau ou une tisane lorsque vous ressentez une envie, car la soif peut parfois être confondue avec la faim.

Pratiquez la pleine conscience en prenant le temps de savourer chaque bouchée, ce qui peut vous aider à reconnaître les signaux de satiété.

2.Manque de temps pour cuisiner et planifier les repas :

Consacrez un jour de la semaine à la préparation des repas pour la semaine à venir.

Utilisez des recettes simples et rapides à préparer, comme les salades repas ou les plats à cuisson lente.

Faites des achats en vrac ou en ligne pour gagner du temps et éviter les tentations imprévues au supermarché.

3.Plateaux de perte de poids :

Revoyez votre plan alimentaire et votre routine d'exercice pour identifier les ajustements à apporter.

Essayez de changer votre routine d'exercice en incorporant de nouveaux types d'activités ou en augmentant l'intensité de vos séances.

Gardez à l'esprit que les plateaux sont normaux et temporaires, et continuez à vous concentrer sur les progrès que vous avez réalisés jusqu'à présent.

4.Stress et émotions :

Pratiquez des techniques de gestion du stress telles que la méditation, le yoga ou la respiration profonde.

Trouvez des moyens sains de faire face au stress, comme la marche, la lecture, ou le fait de passer du temps avec des amis et la famille.

Gardez un journal pour noter vos émotions et identifier les déclencheurs de comportements alimentaires émotionnels.

5.Manque de motivation pour l'exercice :

Trouvez des activités physiques que vous aimez vraiment et qui vous motivent, que ce soit la danse, la randonnée ou le jardinage.

Fixez-vous des objectifs d'exercice réalistes et mesurables pour vous aider à rester motivé.

Impliquez un ami ou un membre de votre famille dans votre programme d'exercice pour bénéficier du soutien mutuel et de la responsabilité.

En utilisant ces stratégies, vous pouvez surmonter les défis rencontrés lors d'un programme de perte de poids et progresser vers vos objectifs de manière efficace et durable.

Chapitre 2

2.1 Les Principes d'une alimentation saine et équilibrée :

Une alimentation équilibrée est un régime alimentaire qui fournit à votre corps les **nutriments dont il a besoin pour fonctionner de manière optimale**, tout en maintenant un poids santé. Voici ce qu'implique une alimentation équilibrée, en mettant l'accent sur la variété, la modération et la proportion :

1.Variété : consommer une grande variété d'aliments issus de tous les groupes alimentaires. Cela inclut des fruits, des légumes, des céréales complètes, des protéines maigres, des produits laitiers faibles en matières grasses et des graisses saines. Chaque groupe alimentaire fournit différents nutriments essentiels, donc plus vous variez votre alimentation, plus vous couvrez vos besoins nutritionnels.

2.Modération : consommer des aliments riches en sucre, en matières grasses saturées et en sel de manière modérée. Ces aliments peuvent être intégrés à une alimentation équilibrée, mais en quantités contrôlées. Par exemple, vous pouvez vous permettre occasionnellement un dessert sucré ou un plat riche en matières grasses.

3.Proportion : respecter les proportions recommandées pour chaque groupe alimentaire. Par exemple, les fruits et les légumes devraient constituer la plus grande partie de votre assiette, suivis des protéines maigres, des céréales complètes et des graisses saines. Adapter les portions à vos besoins individuels en fonction de votre âge, de votre sexe, de votre niveau d'activité physique et de tout problème de santé spécifique que vous pourriez avoir.

La pyramide alimentaire est un outil visuel qui classe les aliments en **fonction de leur importance dans une alimentation équilibrée.** Voici comment elle peut servir de guide pour planifier des repas sains :

1.Base de la pyramide : Les aliments riches en glucides :

Les céréales complètes, les pâtes, le riz, les pommes de terre et les légumineuses se trouvent à la base de la pyramide.
Ces aliments sont une source importante de glucides complexes, qui **fournissent de l'énergie durable pour le corps.**

2.Deuxième couche : Les fruits et légumes :

Les fruits et légumes sont riches en vitamines, minéraux, fibres alimentaires et antioxydants. Ils devraient constituer **une grande partie de votre alimentation quotidienne,** en offrant une variété de couleurs et de saveurs pour une gamme complète de nutriments.

3.Troisième couche : Les protéines maigres :

Les protéines maigres, comme le poisson, la volaille, les œufs, le tofu et les légumineuses, se trouvent dans cette couche.
Elles fournissent des protéines de haute qualité, **essentielles pour la croissance, la réparation des tissus et le maintien de la masse musculaire.**

4.Quatrième couche : Les produits laitiers et les alternatives :

Cette couche comprend les produits laitiers faibles en matières grasses, comme le lait, le yaourt et le fromage, ainsi que les alternatives non laitières comme le lait d'amande ou de soja.
Ils sont riches en calcium, **vitamine D et protéines,** qui sont importantes pour la santé des os et des dents.

5.Sommet de la pyramide : Les matières grasses et les sucreries :

Les matières grasses saines comme les huiles végétales, les noix et les graines se trouvent au sommet de la pyramide, avec les sucreries et les aliments riches en matières grasses saturées.
Ils devraient être consommés **avec modération**, car ils fournissent des calories concentrées et peuvent **augmenter le risque de maladies cardiovasculaires.** En utilisant la pyramide alimentaire comme guide, vous pouvez **planifier des repas équilibrés** qui comprennent une variété d'aliments provenant de chaque groupe alimentaire, en veillant à obtenir tous les nutriments essentiels nécessaires pour maintenir une bonne santé.

2.2 Liste d'aliments à privilégier et à éviter :

1. Fruits :

Fraises, framboises, myrtilles
Pommes, poires, oranges, bananes
Kiwis, mangues, ananas
Cerises, raisins, grenades

2.Légumes :

Épinards, brocolis, chou KaleKale
Carottes, courgettes, tomates
Poivrons, concombres, champignons
Patates douces, courges, haricots verts

3.Protéines maigres :

Poulet sans peau, dinde
Poisson (saumon, truite, maquereau)
Tofu, tempeh
Œufs (privilégiez les blancs d'œufs)

4.Grains entiers :

Quinoa, riz brun, avoine
Orge, millet, épeautre
Pâtes de blé entier, pain complet
Farro, couscous complet, sarrasin

5.Graisses saines :

Avocats
Huile d'olive extra vierge
Noix (noix de cajou, noix de pécan, amandes)
Graines de Chia, graines de lin, graines de courge

En intégrant ces aliments **riches en nutriments essentiels dans votre alimentation quotidienne,** vous pouvez **assurer une bonne santé et fournir à votre corps les éléments nutritifs dont il a besoin** pour fonctionner de manière optimale.

Et au contraire voici certains **aliment à éviter ou a consommer avec modération :**

1.Sucres ajoutés :

Bonbons, chocolats et confiseries
Pâtisseries et viennoiseries
Boissons sucrées (sodas, jus de fruits aromatisés)
Céréales sucrées et barres énergétiques

2.Gras saturés :

Viandes grasses (agneau, porc)
Produits laitiers riches en matières grasses (beurre, fromage)
Aliments frits et panés (frites, poulet frit)
Collations salées (chips, nachos)

3.Sel :

Aliments transformés et pré-emballés (soupes en conserve, plats préparés)
Charcuteries (saucisses, bacon, jambon)
Fromages salés et assaisonnements riches en sodium Collations salées (cacahuètes, bretzels)

Consommer ces aliments avec **modération peut aider à réduire l'apport en calories vides, en gras saturés et en sodium, ce qui peut contribuer à maintenir une bonne santé cardiovasculaire et à prévenir les maladies chroniques** telles que l'obésité, le diabète et les maladies cardiaques.

Choisir des **aliments non transformés et cuisiner à partir de zéro présente de nombreux avantages pour la santé et le bien-être.** Voici quelques-uns de ces avantages :

1.Contrôle des ingrédients : En cuisinant à partir de zéro, vous avez un contrôle total sur les ingrédients que vous utilisez. Vous pouvez choisir des ingrédients frais, de qualité et non transformés, ce qui vous permet d'éviter les additifs, les conservateurs et les ingrédients artificiels présents dans les aliments transformés.

2.Réduction de la consommation de sodium : Les aliments transformés sont souvent riches en sodium pour des raisons de conservation et de saveur. En cuisinant à partir de zéro, vous pouvez contrôler la quantité de sel ajoutée à vos plats, ce qui peut contribuer à réduire la consommation excessive de sodium, bénéfique pour la santé cardiovasculaire.

3.Réduction de la consommation de sucres ajoutés : Les aliments transformés contiennent souvent des sucres ajoutés pour améliorer leur goût. En cuisinant vous-même, vous pouvez contrôler la quantité de sucre ajoutée à vos plats, ce qui peut aider à réduire la consommation excessive de sucres ajoutés, bénéfique pour la santé métabolique et la gestion du poids.

4.Augmentation de la consommation de nutriments : les aliments non transformés, tels que les fruits, les légumes, les grains entiers et les protéines maigres, sont riches en nutriments essentiels tels que les vitamines, les minéraux, les fibres alimentaires et les antioxydants.En choisissant ces aliments et en cuisinant à partir de zéro, vous augmentez votre aport en nutriments, ce qui peut favoriser une meilleure santé générale.

5.Meilleur contrôle des portions : en cuisinant à la maison, vous avez un meilleur contrôle sur les portions servies, ce qui peut vous aider à maintenir un poids santé et à éviter la surconsommation de calories. De plus, vous pouvez préparer des repas adaptés à vos besoins individuels en matière de nutrition et de santé.

En somme, choisir des **aliments non transformés et cuisiner à partir de zéro peut contribuer à une alimentation plus saine**, à une meilleure gestion du poids et à une meilleure santé globale. Cela permet également de développer des compétences culinaires, de **renforcer les liens familiaux et de créer des repas savoureux et personnalisés selon vos préférences.**

2.3 Stratégies pour gérer les fringales et les envies envies :

Reconnaître la différence entre **la faim physique et les envies émotionnelles** peut aider à mieux gérer son **alimentation et à éviter la surconsommation de calories**. Voici quelques conseils pratiques pour faire la distinction entre les deux :

1.Apprenez à écouter votre corps : La faim physique se manifeste généralement par des signaux physiologiques tels que des gargouillis d'estomac, une sensation de vide ou de faiblesse dans l'estomac. Apprenez à reconnaître ces signaux et à y répondre de manière appropriée en consommant des aliments nutritifs.

2.Identifiez les déclencheurs émotionnels : Les envies émotionnelles sont souvent déclenchées par des émotions telles que le stress, l'ennui, la tristesse ou l'anxiété. Prenez conscience de vos émotions et des situations qui peuvent déclencher des envies alimentaires pour mieux les gérer.

3.Pratiquez la pleine conscience : avant de manger, prenez quelques instants pour évaluer votre état émotionnel et physique. Demandez-vous si vous ressentez une faim physique réelle ou si vous avez simplement envie de manger pour soulager une émotion.

4.Faites la distinction entre la faim et le désir spécifique d'un aliment : La faim physique est souvent satisfaite par une variété d'aliments nutritifs, tandis que les envies émotionnelles peuvent être très spécifiques à un aliment ou à un type d'aliment. Si vous avez envie de quelque chose de spécifique, demandez-vous si c'est votre corps qui a besoin de cet aliment ou si c'est votre esprit qui cherche un réconfort émotionnel.

5.*Établissez des alternatives saines pour gérer les émotions* : Si vous identifiez une envie émotionnelle, cherchez des moyens sains de gérer vos émotions plutôt que de vous tourner vers la nourriture. Essayez des techniques de relaxation comme la méditation, la respiration profonde ou l'exercice physique pour soulager le stress et l'anxiété. En pratiquant ces conseils, vous pouvez devenir plus conscient de vos habitudes alimentaires et mieux comprendre les signaux de votre corps, ce qui peut vous aider à prendre des décisions alimentaires plus saines et à améliorer votre relation avec la nourriture.

Chapitre 3

3.1 Entraînement Cardio :

L'entraînement cardio, également appelé exercice d'endurance ou cardiovasculaire, est **un élément essentiel d'un programme de perte de poids** pour plusieurs raisons importantes :

1.Combustion des calories : l'entraînement cardio aide à brûler des calories pendant l'exercice et même après, grâce à l'effet de post-combustion. En augmentant votre fréquence cardiaque et votre métabolisme, vous stimulez la combustion des graisses et favorisez la perte de poids.

2.Augmentation du déficit calorique : Pour perdre du poids, il est nécessaire de créer un déficit calorique, c'est-à-dire de brûler plus de calories que vous n'en consommez. L'entraînement cardio contribue à augmenter ce déficit en augmentant la dépense énergétique totale.

3.Amélioration de la santé cardiovasculaire : l'entraînement cardio renforce le cœur et les poumons, améliorant ainsi la santé cardiovasculaire. Il aide à abaisser la pression artérielle, à réduire le cholestérol LDL (mauvais cholestérol) et à augmenter le cholestérol HDL (bon cholestérol) ce qui réduit le risque de maladies cardiovasculaire.

3.2 Entraînement musculaire :

L'entraînement de force, également connu sous le nom de musculation ou de résistance, est **un élément crucial d'un programme de perte de poids** pour plusieurs raisons importantes :

1.Augmentation du métabolisme de base : L'entraînement de force stimule la croissance et la réparation des muscles, ce qui augmente le métabolisme de base, c'est-à-dire la quantité de calories que votre corps brûle au repos. En augmentant votre masse musculaire, vous brûlez plus de calories même lorsque vous ne faites pas d'exercice.

2.Brûlage des calories pendant et après l'exercice : L'entraînement de force brûle des calories pendant la séance d'entraînement, mais aussi après. Cela est dû à l'effet de post-combustion, où votre corps continue de brûler des calories pour récupérer et reconstruire les muscles après l'exercice.

3.Tonicité musculaire et définition : L'entraînement de force aide à tonifier et sculpter votre corps en augmentant la masse musculaire et en réduisant la graisse corporelle. Cela peut améliorer votre apparence physique en donnant à votre silhouette une apparence plus ferme et plus définie.

4.Prévention de la perte musculaire : Lorsque vous suivez un régime pour perdre du poids, il est courant de perdre à la fois de la graisse et du muscle. L'entraînement de force aide à prévenir la perte musculaire en stimulant la synthèse des protéines musculaires et en préservant la masse musculaire maigre.

5.Amélioration de la posture et de la santé osseuse : L'entraînement de force renforce les muscles stabilisateurs, ce qui peut améliorer la posture et réduire le risque de blessures. De plus, il favorise la santé osseuse en stimulant la formation osseuse et en réduisant le risque d'ostéoporose.

6.Amélioration de la performance quotidienne : L'entraînement de force peut améliorer votre force, votre endurance et votre résistance, ce qui peut vous rendre plus performant dans les activités quotidiennes et sportives, et améliorer votre qualité dû vie globale.

En intégrant régulièrement des séances d'entraînement de force dans votre programme de perte de poids, **vous maximisez vos chances de succès en augmentant votre métabolisme de base, en brûlant plus de calories, en tonifiant votre corps et en améliorant votre santé globale.**

3.2 Planification d'un Programme d'entraînement :

Pour planifier un programme d'entraînement équilibré incluant à la fois des séances de cardio et de renforcement musculaire, voici quelques conseils :

1.Fixez des objectifs clairs : Identifiez vos objectifs spécifiques, qu'il s'agisse de perdre du poids, de gagner en force, d'améliorer votre condition physique générale ou tout autre objectif pertinent. Ces objectifs vous aideront à orienter votre programme d'entraînement.

2.Déterminez la fréquence d'entraînement : Planifiez combien de jours par semaine vous pouvez consacrer à l'entraînement, en tenant compte de votre emploi du temps et de vos autres engagements. Essayez de viser au moins trois à cinq jours d'entraînement par semaine, en alternant les jours de cardio et de renforcement musculaire.

3.Alternez entre le cardio et le renforcement musculaire : Répartissez vos séances d'entraînement en incluant à la fois des séances de cardio et de renforcement musculaire. Par exemple, vous pourriez faire du cardio un jour et du renforcement musculaire le lendemain, en alternant tout au long de la semaine.

4.Variez les types d'exercices : Choisissez une variété d'exercices de cardio (course à pied, vélo, natation, danse, etc.) et d'exercices de renforcement musculaire (squats, pompes, soulevé de poids, etc.) pour travailler différents groupes musculaires et maintenir l'intérêt.

5.Incluez des jours de repos : Assurez-vous de planifier des jours de repos ou de récupération dans votre programme d'entraînement pour permettre à votre corps de se reposer et de récupérer. Le repos est essentiel pour éviter les blessures et favoriser la récupération musculaire.

6.Progression progressive : augmentez progressivement l'intensité, la durée ou la difficulté de vos séances d'entraînement au fil du temps pour continuer à progresser et à voir des résultats. Écoutez votre corps et ajustez votre programme en conséquence.

7.Équilibre et symétrie : Assurez-vous de travailler tous les principaux groupes musculaires de manière équilibrée pour éviter les déséquilibres musculaires et réduire le risque de blessures. Intégrez des exercices qui ciblent le haut du corps, le bas du corps et le tronc.

8.Consultez un professionnel de la santé ou un entraîneur personnel : Si vous avez des préoccupations spécifiques ou des besoins particuliers, il peut être utile de consulter un professionnel de la santé ou un entraîneur personnel

Voici quelques recommandations générales sur la fréquence, **la durée et l'intensité des séances d'entraînement, en fonction des objectifs individuels et de la disponibilité de temps** :

1.Fréquence :

Pour la plupart des adultes en bonne santé, viser à s'entraîner au moins trois à cinq jours par semaine est recommandé.

Si vous êtes débutant ou avez un emploi du temps chargé, commencez par trois jours d'entraînement par semaine et augmentez progressivement au fur et à mesure que votre condition physique s'améliore et que vous vous sentez plus à l'aise.

Essayez de répartir vos séances d'entraînement tout au long de la semaine pour éviter la surcharge d'un jour à l'autre.

2.Durée :

La durée des séances d'entraînement peut varier en fonction de vos objectifs, de votre niveau de forme physique et de votre disponibilité de temps.

Pour le cardio, visez généralement 30 à 60 minutes par session, selon votre niveau de condition physique et l'intensité de l'exercice.

Pour le renforcement musculaire, une séance d'entraînement efficace peut durer entre 30 et 60 minutes, en fonction du nombre d'exercices et des temps de repos entre les séries.

3.Intensité :

L'intensité de l'entraînement dépend de vos objectifs spécifiques et de votre niveau de forme physique.

Pour le cardio, visez à travailler à une intensité modérée à vigoureuse, où vous transpirez et ressentez une augmentation de la fréquence cardiaque et de la respiration.

Pour le renforcement musculaire, utilisez des poids ou une résistance appropriés pour chaque exercice, en visant à effectuer chaque série avec une bonne forme et à atteindre la fatigue musculaire vers la fin de chaque série.

4.Adaptation aux objectifs individuels :

Si votre objectif est la perte de poids, des séances d'entraînement plus longues et à intensité modérée à élevée peuvent être bénéfiques.

Si votre objectif est le renforcement musculaire et la prise de masse musculaire, concentrez-vous sur des séances d'entraînement de renforcement musculaire avec des poids plus lourds et des séries de répétitions moins nombreuses.

Si votre objectif est l'amélioration de la santé cardiovasculaire, des séances d'entraînement cardiovasculaire plus fréquentes et à intensité modérée à élevée seront importantes.

5.Flexibilité :

Soyez flexible et adaptez votre programme d'entraînement en fonction de votre disponibilité de temps, de vos contraintes personnelles et de votre niveau de fatigue.

Si vous manquez une séance d'entraînement planifiée, ne vous inquiétez pas, mais essayez de vous rattraper le plus tôt possible.

En ajustant la fréquence, la durée et l'intensité de vos séances d'entraînement en fonction de vos objectifs individuels et de votre disponibilité de temps, vous pouvez créer un programme d'entraînement efficace et durable qui vous aidera à atteindre vos objectifs de forme physique de manière sûre et progressive.

Chapitre 4

4.1 Trouver un partenaire d'entraînement :

Avoir un partenaire d'entraînement peut **apporter de nombreux avantages**, notamment :

1.Soutien mutuel : Un partenaire d'entraînement peut être une source de soutien et de motivation. Vous pouvez vous encourager mutuellement à rester sur la bonne voie, à surmonter les obstacles et à rester engagés dans vos objectifs de forme physique.

2.Responsabilité : Lorsque vous vous engagez à vous entraîner avec un partenaire, vous êtes plus enclin à vous tenir responsable de vos séances d'entraînement. Savoir que quelqu'un compte sur vous peut vous inciter à être plus cohérent et à respecter votre programme d'entraînement.

3.Motivation supplémentaire : S'entraîner avec un partenaire peut vous pousser à vous dépasser et à donner le meilleur de vous-même. Vous pouvez vous encourager mutuellement à repousser vos limites, à essayer de nouveaux exercices et à viser de nouveaux objectifs.

4.Divertissement et camaraderie : L'entraînement avec un partenaire peut rendre vos séances plus amusantes et agréables. Vous pouvez échanger des conseils, discuter pendant les séances d'entraînement et partager des expériences, ce qui rend l'exercice plus social et moins monotone.

5.Apprentissage et partage des connaissances : entraîner avec un partenaire peut être une occasion d'apprendre de nouvelles techniques, de partager des connaissances sur la forme physique et de s'entraider pour améliorer les performances.

6.Sécurité : Avoir un partenaire d'entraînement peut également contribuer à votre sécurité, notamment lors de l'utilisation d'équipements lourds ou pendant les exercices de musculation où un spotter peut être nécessaire pour assurer une exécution correcte et sûre des exercices.

En résumé, avoir un partenaire d'entraînement peut être **extrêmement bénéfique pour votre parcours de remise en forme en vous offrant soutien, responsabilité, motivation supplémentaire, divertissement, camaraderie et sécurité.** Que ce soit un ami, un membre de la famille ou un collègue d'entraînement, trouver un partenaire avec qui **vous pouvez partager vos objectifs et votre passion pour le fitness** peut vous aider à atteindre de nouveaux sommets et à maintenir votre engagement sur le long terme.

Voici quelques conseils pour trouver un partenaire d'entraînement compatible :

1.Identifiez vos objectifs communs : Trouvez quelqu'un qui partage des objectifs similaires en matière de remise en forme et de santé. Que ce soit perdre du poids, améliorer la force ou simplement rester actif, avoir des objectifs communs rendra l'entraînement plus gratifiant et motivant.

2.Trouvez quelqu'un avec un niveau de forme physique similaire : Cherchez quelqu'un qui a un niveau de forme physique similaire au vôtre, afin que vous puissiez vous entraîner ensemble de manière efficace et sûre. Si vos niveaux de forme physique diffèrent, assurez-vous que votre partenaire est disposé à adapter l'entraînement en conséquence pour répondre aux besoins de chacun. 3.Recherchez quelqu'un avec une personnalité compatible : Trouvez quelqu'un avec qui vous vous entendez bien et avec qui vous pouvez être à l'aise pendant les séances d'entraînement. Une personnalité compatible peut rendre l'entraînement plus agréable et encourager une communication ouverte et constructive.

4.Considérez la disponibilité de temps : Choisissez un partenaire dont l'emploi du temps est compatible avec le vôtre, afin que vous puissiez vous entraîner régulièrement ensemble. Si vos horaires diffèrent, assurez-vous de convenir de jours et d'heures d'entraînement qui conviennent à chacun.

5.Explorez vos réseaux existants : Cherchez parmi vos amis, membres de la famille, collègues ou connaissances des personnes qui pourraient être intéressées à devenir votre partenaire d'entraînement. Vous pourriez être surpris de découvrir des personnes dans votre cercle social qui partagent vos intérêts en matière de fitness.

6.Utilisez les réseaux sociaux ou les applications de fitness : Les réseaux sociaux et les applications de fitness peuvent être d'excellents outils pour trouver des partenaires d'entraînement. Rejoignez des groupes de Fitness locaux, des forums en ligne ou des applications de mise en relation pour trouver des personnes partageant les mêmes intérêts et objectifs.

7.Essayez différentes options : Ne vous découragez pas si vous ne trouvez pas immédiatement le partenaire idéal. Essayez différentes options et soyez ouvert rencontrer de nouvelles personnes. Vous pourriez trouver un partenaire d'entraînement compatible là où vous vous attendiez le moins.

En suivant ces conseils, vous pourrez trouver un partenaire d'entraînement compatible qui **vous motivera, vous soutiendra et vous aidera à atteindre vos objectifs** de remise en forme de manière amusante et gratifiante.

4.2 Suivre les progrès :

Il est essentiel de suivre les progrès dans le cadre d'un programme de perte de poids pour plusieurs raisons :

1.Motivation et encouragement : suivre vos progrès vous permet de voir les résultats de vos efforts, ce qui peut vous motiver à continuer et à rester engagé dans votre programme de perte de poids. Chaque petite victoire, qu'il s'agisse d'une perte de poids, d'une amélioration des mensurations ou d'une progression dans les performances lors des entraînements, peut vous encourager à persévérer.

2.Identification des tendances et ajustements nécessaires : En surveillant régulièrement vos progrès, vous pouvez identifier les tendances à la hausse ou la baisse et prendre des mesures pour ajuster votre programme en conséquence. Par exemple, si vous constatez que votre poids stagne malgré vos efforts, vous pouvez réévaluer votre alimentation et votre programme d'exercice pour identifier des domaines à améliorer.

3.Suivi de la santé globale : suivre vos progrès dans la perte de poids peut également vous aider à surveiller votre santé globale. En plus du poids corporel, vous pouvez suivre d'autres mesures telles que les mensurations, la composition corporelle (pourcentage de graisse corporelle versus masse maigre) et les performances lors des entraînements pour évaluer votre progression et votre bien-être général.

4.Prévention des plateaux et de la frustration : En suivant vos progrès de manière régulière, vous pouvez repérer les plateaux ou les périodes de stagnation plus tôt et prendre des mesures pour les surmonter. Cela peut aider prévenir la frustration et à maintenir votre motivation tout au long de votre parcours de perte de poids.

5.Récompense et célébration des succès : En voyant vos progrès, vous pouvez vous récompenser et célébrer vos succès, ce qui renforce positivement votre comportement et votre engagement envers votre programme de perte de poids. Cela peut être aussi simple que de se féliciter pour avoir atteint un objectif intermédiaire ou de se récompenser avec un petit plaisir non alimentaire.

En résumé, suivre vos progrès dans le cadre d'un programme de perte de poids est **essentiel pour rester motivé, identifier les tendances, surveiller votre santé globale, prévenir les plateaux et célébrer vos succès.**

Voici quelques méthodes de suivi des progrès :

1.Journal alimentaire : Notez ce que vous mangez et buvez chaque jour, ainsi que les portions et les calories. Un journal alimentaire peut vous aider à prendre conscience de vos habitudes alimentaires, à identifier les tendances et repérer les zones où vous pourriez apporter des modifications pour atteindre vos objectifs de perte de poids.

2.Prise de mesures corporelles : Prenez des mesures de différentes parties de votre corps, telles que la taille, les hanches, les cuisses, les bras, etc. Répétez ces mesures régulièrement, par exemple chaque semaine ou chaque mois, pour suivre les changements dans votre composition corporelle au fil du temps.

3.Photos avant/après : Prenez des photos de votre corps avant de commencer votre programme de perte de poids, puis prenez-en régulièrement (par exemple, une fois par mois) pour documenter visuellement vos progrès. Les photos avant/après peuvent être une source de motivation puissante et vous aider à voir les changements que vous avez apportés à votre silhouette.

4.Utilisation d'applications de fitness : Il existe de nombreuses applications de fitness disponibles qui peuvent vous aider à suivre vos progrès, à enregistrer vos séances d'entraînement, à suivre votre poids, à surveiller vos calories et plus encore. Certaines applications populaires incluent MyFitnessPal, Lose It !, et Fitbit.

5.Suivi de la performance lors des séances d'entraînement : Gardez un journal de vos séances d'entraînement pour suivre vos performances au fil du temps. Notez les exercices que vous avez effectués, les poids utilisés, le nombre de répétitions et de séries, ainsi que toute autre information pertinente, comme la durée de l'entraînement et l'intensité perçue.

6.Évaluation régulière de la santé globale : en plus de suivre votre poids et vos mensurations, prenez également en compte d'autres indicateurs de santé globale, tels que votre niveau d'énergie, votre qualité de sommeil, votre humeur, votre niveau de stress, etc. Ces facteurs peuvent également être influencés par votre programme de perte de poids et peuvent vous donner des indices sur votre bien-être général.

En utilisant une ou plusieurs de ces méthodes de suivi des progrès, vous pouvez obtenir **une image complète de vos efforts** en matière de remise en forme, **identifier les domaines où vous pouvez vous améliorer et rester motivé à mesure que vous progressez** vers vos objectifs de perte de poids.

4.3 Célébrer les réussites :

1.Reconnaître et célébrer les succès : qu'ils soient grands ou petits, tout au long de votre parcours de perte de poids est essentiel pour maintenir votre motivation et votre engagement. Voici quelques façons d'encourager la reconnaissance et la célébration des succès :

2.Fixez des objectifs réalisables : Définissez des objectifs clairs et réalisables, la fois à court terme et à long terme. Cela peut être de perdre un certain nombre de kilos, de suivre un programme d'entraînement régulier, ou de manger plus de légumes chaque jour. Chaque fois que vous atteignez un objectif, prenez le temps de le reconnaître et de le célébrer.

3.Tenez un journal des succès : Gardez un journal où vous notez tous vos succès, grands et petits. Cela peut inclure des réalisations comme avoir atteint un objectif de perte de poids, avoir résisté à la tentation de grignoter des aliments malsains, ou avoir amélioré vos performances lors des séances d'entraînement. Relire ces succès lorsque vous avez besoin d'encouragement peut vous rappeler tout le chemin parcouru.

4.soyez reconnaissant : prenez le temps chaque jour de réfléchir aux choses pour lesquelles vous êtes reconnaissant dans votre parcours de remise en forme. Cela peut être le soutien d'un ami, une séance d'entraînement réussie, ou simplement le fait d'avoir pris une décision positive pour votre santé. Reconnaître ces éléments positifs peut vous aider à rester motivé et à maintenir une perspective optimiste.

5.Célébrez les étapes importantes : Planifiez des célébrations pour marquer les étapes importantes de votre parcours de perte de poids. Que ce soit un repas sain dans votre restaurant préféré pour célébrer une perte de poids importante, ou une journée de repos bien méritée après avoir atteint un objectif d'entraînement, trouvez des moyens de célébrer vos succès de manière significative.

6.Trouvez un système de récompenses : mettez en place un système de récompenses pour vous encourager à atteindre vos objectifs. Par exemple, récompensez-vous avec un nouveau vêtement lorsque vous atteignez un certain jalon de perte de poids, ou offrez-vous un jour de spa après avoir suivi votre programme d'entraînement pendant un mois complet.

7.Partagez vos succès avec les autres : Ne gardez pas vos succès pour vous-même, mais partagez-les avec vos amis, votre famille ou vos collègues. Leur soutien et leurs encouragements peuvent renforcer votre sentiment de réussite et vous motiver à continuer à progresser.

En reconnaissant et en **célébrant vos succès** tout au long de votre parcours de perte de poids, **vous renforcez votre motivation, votre confiance en vous et votre engagement envers votre objectif.** Chaque étape, aussi petite soit-elle, mérite d'être **reconnue et célébrée**, car elle vous rapproche de votre objectif finale.

Voici quelques idées pour récompenser vos réalisations dans le cadre de votre parcours de perte de poids :

1.Traitement indulgent : Offrez-vous un petit plaisir indulgent, comme un massage relaxant, une soirée cinéma à la maison avec votre film préféré, ou une journée de détente au spa. Prenez du temps pour vous détendre et vous ressourcer après avoir atteint un objectif important.

2.Sortie entre amis : Organisez une sortie avec des amis pour célébrer vos succès. Cela pourrait être un dîner sain dans un restaurant que vous aimez, une randonnée en plein air ou une activité amusante comme le bowling ou le mini-golf. Passer du temps avec des amis et partager votre réussite avec eux peut renforcer vos liens sociaux et votre motivation.

3.Achat de vêtements de sport neufs : récompensez-vous avec de nouveaux vêtements de sport pour refléter vos progrès accomplis. Que ce soit une nouvelle paire de chaussures de course, un legging ou un haut de sport tendance, trouver des vêtements qui vous font sentir bien dans votre corps peut être une source de motivation supplémentaire pour continuer à vous entraîner et à vous mettre en forme.

4.Séance de shopping : accordez-vous une séance de shopping pour renouveler votre garde-robe avec des vêtements qui mettent en valeur votre nouvelle silhouette. Essayez des vêtements qui vous mettent en confiance et vous font sentir bien dans votre peau, et profitez de cette occasion pour célébrer vos succès et votre nouvelle image corporelle.

5.Expérience de bien-être : investissez dans une expérience de bien-être pour vous chouchouter et prendre soin de vous. Cela pourrait être une séance de yoga ou de méditation guidée, une consultation avec un nutritionniste ou un coach de remise en forme, ou même un cours de cuisine saine pour apprendre de nouvelles recettes et techniques culinaires.

6.Journée d'aventure ou d'activité physique : Planifiez une journée d'aventure ou d'activité physique pour célébrer vos succès. Cela pourrait être une randonnée en montagne, une journée à la plage, une session de paddle-board ou une excursion en vélo dans la nature. Choisissez une activité que vous aimez et qui vous permet de profiter de votre nouvelle énergie et de votre forme physique améliorée.

En récompensant vos réalisations avec des expériences **positives et gratifiantes, vous renforcez votre motivation, votre estime de soi et votre engagement envers votre** parcours de remise en forme. Trouvez des **récompenses qui vous inspirent et vous encouragent à continuer à progresser** vers vos objectifs de perte de poids et de bien-être.

Chapitre 5

5.1 rappel des points-clés :

1.suivre son alimentation

2.Activité physique régulière qui vous correspond

3.Contrôler ces émotions

4.Suivi de sa progression

5.Bien s'entourer

6.Se motiver constamment

5.2 Recommandation :

Je recommande vivement de consulter des **professionnels de la santé qualifiés** pour vous aider dans votre parcours de perte de poids. Voici quelques professionnels que vous pouvez envisager de contacter :

1.Nutritionnistes ou diététiciens : ces professionnels sont formés pour fournir des conseils nutritionnels personnalisés en fonction de vos besoins individuels. Ils peuvent vous aider à élaborer un plan alimentaire équilibré, à établir des objectifs réalistes et à vous soutenir tout au long de votre parcours de perte de poids.

2.Entraîneurs personnels : un entraîneur personnel qualifié peut vous aider à élaborer un programme d'exercices adapté à vos besoins et à votre condition physique. Ils peuvent vous guider à travers des séances d'entraînement efficaces, vous motiver à repousser vos limites et vous assurer que vous exécutez correctement les exercices pour éviter les blessures.

3.Psychologues spécialisés dans les comportements alimentaires : Si vous avez des problèmes de comportement alimentaire, comme la suralimentation émotionnelle ou les troubles de l'alimentation, un psychologue spécialisé peut vous fournir un soutien professionnel et des stratégies pour changer vos habitudes alimentaires et adopter des comportements plus sains.

4.Conseillers en santé mentale : Parfois, la perte de poids peut être accompagnée de défis émotionnels ou mentaux. Un conseiller en santé mentale peut vous aider à explorer les causes sous-jacentes de vos habitudes alimentaires et à développer des stratégies pour gérer le stress, l'anxiété ou la dépression qui peuvent affecter votre parcours de perte de poids.

5.Groupes de soutien ou programmes de coaching en ligne : Rejoindre un groupe de soutien ou participer à un programme de coaching en ligne peut vous fournir un soutien supplémentaire et une communauté de personnes partageant les mêmes idées. Ces groupes offrent souvent un environnement favorable pour partager des expériences, obtenir des conseils et rester motivé.

Avant de choisir un professionnel de la santé, assurez-vous de vérifier leurs **qualifications, leur expérience et leurs références.** Il est important de travailler avec quelqu'un en qui **vous avez confiance et avec qui vous vous sentez à l'aise pour discuter de vos préoccupations en matière de santé et de remise en forme.**

5.3 Encouragement

vous les lecteurs engagés dans leur parcours de perte de poids, je tiens à vous dire que vous êtes sur le chemin d'un voyage unique et personnel. Ce chemin sera parsemé de hauts et de bas, de défis et de succès, mais rappelez-vous que chaque pas que vous faites vous rapproche de vos objectifs.

La persévérance est la clé du succès. Il est normal de rencontrer des obstacles en cours de route, mais chaque défi surmonté renforce votre résilience et vous rapproche un peu plus de votre destination.

N'oubliez pas que vous êtes capable de plus que vous ne le pensez. Chaque petit progrès, chaque victoire, même les plus modestes, méritent d'être célébrés. Chaque jour est une nouvelle opportunité de faire des choix sains et de vous rapprocher de la meilleure version de vous-même.

Continuez à avancer avec détermination, avec la conviction que chaque effort compte. Vous êtes plus fort que vous ne le pensez, et vous avez le pouvoir de transformer votre vie pour le mieux. Restez concentré, restez positif et souvenez-vous que vous méritez de réaliser vos objectifs de santé et de bien-être.

Que votre voyage soit rempli de succès, de joie et de fierté. Continuez à croire en vous-même et à persévérer, car vous êtes sur le chemin de la réussite.

Julia Weng.